AF362784

REMARQUES

SUR LE SIÉGE, LE DIAGNOSTIC ET LA NATURE

DE L'APHÉMIE

PAR

PAUL BROCA

CHIRURGIEN DE L'HOSPICE DE LA SALPÊTRIÈRE.

(Extrait des *Bulletins de la Société Anatomique*, juillet 1863.)

PARIS

IMPRIMERIE MOQUET,

RUE DES FOSSÉS - SAINT - JACQUES, 11.

REMARQUES

SUR LE SIÉGE, LE DIAGNOSTIC ET LA NATURE

DE L'APHÉMIE.

(Ces remarques sont extraites d'une discussion qui a eu lieu en juillet 1863, à l'occasion d'une observation présentée par M. Lévy, et recueillie dans le service de M. Parrot. Il s'agissait d'une femme de vingt-quatre ans, atteinte depuis son enfance de contracture du membre supérieur gauche, et morte de phthisie pulmonaire. On n'avait constaté aucun trouble intellectuel, et la parole était parfaitement conservée. A l'autopsie on trouva l'hémisphère gauche du cerveau tout à fait sain : sur l'hémisphère droit, le lobule de l'insula était complètement atrophié, ainsi que la partie postérieure de la troisième circonvolution frontale.)

Le fait de M. Parrot est remarquable à plus d'un titre, et mérite d'être pris en sérieuse considération. Le malade n'avait pas perdu la faculté du langage articulé, et cependant à l'autopsie, le lobe frontal du côté droit a présenté une lésion semblable à celle qui produit l'aphémie.

La Société n'a peut être pas oublié que j'ai décrit il y a deux ans sous ce nom *d'aphémie* une affection caractérisée par l'impossibilité de parler, sans abolition de l'intelligence et sans paralysie des muscles de la phonation et de l'articulation. Chez les deux malades dont je l'ai entretenue alors, j'avais constaté pendant la vie l'existence de l'aphémie, et j'ai trouvé à l'autopsie une lésion qui occupait dans les deux cas le tiers postérieur de la troisième circonvolution frontale de l'hémisphère gauche. J'avais été conduit à dire, d'après cela, que l'intégrité de cette circonvolution *paraissait* indispensable à l'exercice de la faculté du langage articulé; mais je m'étais hâté d'ajouter que deux faits étaient peu de chose lorsqu'il s'agissait d'une des questions les plus obscures et les plus controversées de la physiologie cérébrale; c'était aux faits ultérieurs à résoudre cette question, et à montrer si le rapport des symptômes et des lésions avait été chez mes deux malades le résultat d'une pure coïncidence, ou d'une relation de cause à effet.

Depuis lors, un assez grand nombre d'observations d'aphémie ont été recueillies, et complétées par l'autopsie, à laquelle j'ai le plus souvent assisté. Il y en a aujourd'hui une quinzaine. Dans tous ces cas, à l'exception d'un seul, sur lequel je vais revenir, et qui s'est présenté tout récemment à la Salpêtrière dans le service de M. Charcot, on a trouvé une lésion cérébrale plus ou moins étendue, mais atteignant toujours très profondément le tiers postérieur de la troisième circonvolution frontale, vis-à-vis de l'insula. Cette série remarquable vient à l'appui de mon hypothèse sur le siége de la faculté du langage articulé. Mais ce qui m'a le plus frappé, c'est que, dans tous ces cas, la lésion occupait l'hémisphère *gauche* du cerveau. C'était aussi du côté gauche qu'existait la lésion dans le cas exceptionnel de M. Charcot. La troisième circonvolution frontale était à peu près saine; mais le lobe pariétal *gauche* était profondément altéré, ainsi que le fond de la scissure de Sylvius du même côté. Enfin j'ai observé plusieurs aphémiques vivants, plusieurs confrères m'ont communiqué des observations analogues; la plupart de ces malades, dont l'autopsie n'a pas été faite sont hémiplégiques, et ils le sont du côté droit, d'où il est permis de conclure que leur lésion cérébrale existe du côté *gauche*. Toutes ces observations, avec ou sans autopsie, constituent au moins 25 faits d'aphémie coïncidant avec des lésions de l'hémisphère *gauche* du cerveau, sans que l'on ait pu trouver, jusqu'ici, un seul cas d'aphémie coïncidant avec une lésion de l'hémisphère droit.

C'est là ce qu'il y a de plus grave au point de vue physiologique. Que les diverses facultés cérébrales aient ou non des siéges distincts dans telle ou telle circonvolution, c'est une question extrêmement importante, sans aucun doute. Mais s'il était démontré qu'une faculté particulière, et parfaitement déterminée, comme la faculté du langage articulé, ne peut être altérée que par les lésions de l'hémisphère gauche, il faudrait en conclure que les deux moitiés de l'encéphale n'ont pas les mêmes attributions, et ce serait toute une révolution dans la physiologie des centres nerveux. J'avoue que je ne me résoudrai pas facilement à accepter une conséquence aussi subversive. J'ai donc cru devoir, dans une publication récente, poser des réserves expresses; j'ai demandé une contre-épreuve; après avoir signalé l'étrange prédilection des lésions de l'aphémie pour l'hémisphère gauche, j'ai ajouté « qu'avant d'accepter les « conséquences qui pourraient en découler, il faudrait prouver « par des observations suivies d'autopsie, que les lésions du tiers « postérieur de la troisième circonvolution frontale *droite* ne « portent pas atteinte à la faculté du langage articulé. » (Exposé des titres et travaux scientifiques de M. Broca. Paris, avril 1862, in-4°, p. 67).

L'observation de M. Parrot est un de ces faits que je demandais; mais elle n'est pas favorable à l'espérance que j'avais conçue. Je demandais un cas où l'aphémie fût la conséquence d'une lésion de la troisième circonvolution frontale *droite*. — M. Parrot a trouvé cette lésion, qui, si elle eût été située du côté gauche, aurait, selon toute probabilité produit l'aphémie. Voilà donc le commencement de la contre-épreuve que j'attendais. Or le malade n'était pas aphémique. Ce fait ne prouve donc rien eu égard à la localisation de la faculté du langage dans la troisième circonvolution frontale gauche, et si les observations ultérieures continuaient à établir d'une part que certaines lésions de l'hémisphère gauche sont accompagnées d'aphémie, et que les mêmes lésions ne produisent pas l'aphémie lorsqu'elles sont situés à droite, il faudrait bien reconnaître que la faculté du langage articulé est localisée dans l'hémisphère gauche.

Quoi qu'il en soit, le fait de M. Parrot ne pourra être mis en contradiction avec mon hypothèse, que lorsqu'il existera des observations d'aphémie produite par des lésions de l'hémisphère droit.

Jusqu'ici, à ma connaissance, cette hypothèse n'est en contradiction qu'avec un seul fait, celui de M. Charcot. Dans plusieurs autres cas, qui, au premier examen des pièces anatomiques, avaient paru contradictoires, une étude plus complète a démontré que la troisième circonférence frontale, quoique ayant conservé un aspect extérieur à peu près normal, était profondément altérée dans son tissu. Mais dans la dernière observation de M. Charcot, cette circonvolution pouvait être considérée comme saine. Les minimes lésions microscopiques que M. Cornil y a trouvées, et que j'ai constatées après lui, ne m'ont pas paru de nature à en abolir les fonctions. J'accepte donc, comme parfaitement exact, que la lésion ordinaire de l'aphémie n'existait pas dans ce cas. Si quelque doute pouvait être élevé, ce serait seulement sur le diagnostic de l'aphémie. Je n'ai pas vu la malade, je n'en puis parler par moi-même; je me hâte d'ajouter que M. Charcot est un des observateurs les plus compétents, puisqu'il a eu l'occasion d'étudier depuis un an un assez bon nombre de cas d'aphémie. Mais je ne dois pas cacher que le diagnostic de cette affection est souvent entouré de beaucoup de difficultés. D'une part, en effet, des causes très diverses, et souvent réunies chez le même individu, peuvent, par des mécanismes très différents, abolir la parole. J'ai été souvent appelé cette année, soit par M. Charcot, soit par d'autres collègues, à donner mon avis sur des malades qui ne parlaient pas ou qui ne marmottaient que quelques mots, et j'ai déclaré plusieurs fois que ces malades n'étaient pas aphémiques, ou que le cas était trop complexe pour se prêter à un diagnostic certain. D'une autre part, une aphémie incomplète, existant chez un sujet dont l'intelligence est affaiblie ou pervertie, peut échapper à l'attention de l'observateur. Cela m'est arrivé il y a quelque temps dans un cas que je vous demande la permission de rapporter. Une vieille femme de 81 ans, nommée Anne Perchaud, gâteuse, paralytique et imbécile, fut portée à l'infirmerie de la Salpêtrière pour être traitée d'une fracture de l'extrémité inférieure du fémur, qu'elle s'était faite en tombant de son lit. Je voulus lui demander comment s'était produite la fracture, elle ne me répondit que par des cris, des gémissements, des mots confus et tout à fait inintelligibles. J'attribuai l'incohérence et l'insuffisance de ses réponses à la démence sénile, qui était d'ailleurs évidente. J'appliquais chaque matin un appareil qu'elle défaisait dans la journée; ses cris et ses plaintes troublaient toute la salle. J'ai continuellement sous les yeux des cas du même genre. Il ne me vint pas à l'idée que cette vieille femme fût aphémique, et je ne l'interrogeai pas en vue de ce diagnostic. Elle mourut au bout de sept ou huit jours. A l'autopsie, qui fut faite le 16 mai dernier, nous trouvâmes des lésions dans les deux hémisphères. Plusieurs petits foyers de ramollissement superficiel kystiforme existaient sur le lobe pariétal de l'hémisphère droit. Les deux lobes occipitaux étaient ramollis dans toute leur épaisseur. Enfin les trois circonvolutions frontales de l'hémisphère gauche étaient détruites dans leurs deux cinquièmes postérieurs et remplacées par un kyste rempli de sérosité. Cette lésion était celle de l'aphémie, et mon interne, M. Dard, me rappela aussitôt que la malade n'avait pas répondu à nos questions. Le lendemain nous interrogeâmes les surveillantes et les gens du service. Puis nous allâmes faire une petite enquête dans la division d'infirmes où notre vieille femme séjournait avant d'entrer à l'infirmerie. Voici ce que nous apprîmes. Elle ne parlait presque jamais d'elle-même, si ce n'est pour répéter de temps en temps un grand nombre de fois de suite : « J'aime mieux mourir ! j'aime mieux mourir ! » Elle restait quelquefois plusieurs jours sans parler. Ses enfants, pleins d'attentions pour elle, venaient la voir très fréquemment. Elle les reconnaissait fort bien, mais ne leur répondait que des mots sans suite. Une chose qui avait frappé ses voisines, c'est qu'elle ne prononçait jamais les noms propres, et qu'elle ne pouvait pas même dire le nom de sa fille. Ce renseignement, qu'on me donna avant que je l'eusse demandé, me fut confirmé par la surveillante et par les infirmières. Cette vieille femme était donc aphémique, et c'est par la connaissance de la lésion que nous avons pu remonter au diagnostic de la maladie. Mais elle n'était pas complétement aphémique, puisqu'elle balbutiait un assez grand nombre de mots, et cependant la troisième circonvolution frontale était entièrement détruite dans sa moitié postérieure. A cette occasion, je ferai une remarque qui résulte de la comparaison de toutes mes observations d'aphémie, c'est qu'il n'y a pas un rapport constant entre l'intensité de l'aphémie et l'étendue de la lésion de la troisième circonvolution frontale. J'ai vu un cas d'aphémie presque complète, où le malade (nommé Lelong) ne prononçait plus que quatre mots, et où la troisième circonvolution cérébrale, détruite seulement dans une étendue de 15 millimètres, était saine partout ailleurs comme le reste du cerveau (Voyez *Bull. de la Soc. anat.*, 1862, p. 405). D'un autre côté, la vieille femme dont je viens de parler était beaucoup moins aphémique, quoique la lésion chez elle occupât une étendue bien plus considérable.

Somme toute, en faisant seulement quelques réserves sur le diagnostic, j'accepte le dernier fait de M. Charcot comme étant en opposition avec mon hypothèse sur le siége de la faculté du langage articulé. Dans ce cas, la circonvolution pariétale inférieure ou externe, qui constitue le bord supérieur de la scissure de Sylvius était entièrement désorganisée. J'ai pu me demander si le siége de la faculté du langage articulé, au lieu d'être localisé exclusivement dans la partie postérieure de la troisième circonvolution frontale, ne s'étendrait pas aussi à la circonvolution pariétale externe qui se continue directement avec elle. On sait que pour plusieurs anatomistes ces deux circonvolutions n'en font qu'une, désignée sous le nom de *circonvolution d'enceinte de la scissure de Sylvius*. Et si cette manière de voir était exacte, on concevrait qu'une lésion de la partie postérieure de la circonvolution d'enceinte pût produire l'aphémie, alors même que la partie antérieure de cette circonvolution, celle qui fait partie du lobe frontal, serait à peu près intacte Mais tout cela est encore trop hypothétique, et il faut attendre les faits ultérieurs. N'oublions pas, en effet, que, dans les quinze autres observations d'aphémie, la lésion a occupé constamment le même siége sur la troisième circonvolution frontale. Un fait négatif ne détruit pas cette série de faits positifs; en pathologie, et surtout en pathologie cérébrale, il n'y a guère de règle sans exception. La loi la plus générale de la pathologie cérébrale est certainement celle des paralysies croisées; elle souffre cependant quelques exceptions, qui ont été invoquées contre la théorie de l'entrecroisement, mais qui n'ont pas empêché cette théorie de se maintenir et de prévaloir dans la science. Si l'on me disait qu'à l'avenir les observations d'aphémie fourniraient seulement un fait négatif pour douze ou quinze faits positifs, je n'en demanderais pas davantage pour considérer comme suffisamment démontrée mon hypothèse sur la localisation de la faculté du langage articulé.

Quant à ces faits négatifs, tant qu'ils resteront à l'état d'exception, on ne devra les accepter qu'après les avoir soumis à une critique sérieuse : ils ne seront valables que s'ils sont accompagnés de détails précis, complets, propres à établir le diagnostic d'une manière rigoureuse. On a le droit de se montrer aujourd'hui plus exigeant pour ces faits négatifs que pour les faits positifs, parce que ceux-ci trouvent un appui dans les observations antérieures, tandis que les autres se trouvent au contraire en opposition avec elles. Ce n'est pas avoir deux poids et deux mesures , car c'est ainsi qu'on a procédé constamment dans l'histoire des sciences d'observation. Lorsqu'une idée nouvelle se manifeste, elle est presque toujours plus ou moins en contradiction avec des idées antérieures, et elle n'aurait droit à aucune attention si celui qui l'émet n'apportait que des faits incomplets et sommaires, sur lesquels le contrôle de la critique ne pourrait s'exercer. C'est ce qui vous explique la longueur des deux observations d'aphémie que je vous ai communiquées il y a deux ans. Telle idée succombe dans cette période initiale. Telle autre survit à ce premier contrôle ; elle prend une consistance croissante à mesure que de nouveaux faits viennent la confirmer, et il arrive ainsi un moment où elle est entourée de grandes probabilités : mon hypothèse sur l'aphémie en est aujourd'hui là. Pour que ces probabilités se changent en certitude, il faudra sans doute qu'elles trouvent un nouvel appui dans les observations ultérieures ; mais les premiers faits qu'on lui opposera, ayant contre eux les probabilités, devront, pour être valables, ne donner prise à aucune objection. Par exemple, il ne suffira pas de dire que l'on a diagnostiqué une aphémie ; il faudra fournir à l'appui de ce diagnostic des preuves parfaitement claires. Il faudra établir que si le malade ne parlait pas, ce n'était ni faute d'intelligence, ni faute d'innervation musculaire. Il faudra dire de quelle manière on s'est assuré qu'il avait des idées à exprimer, qu'il avait conservé assez d'intelligence pour comprendre le langage d'autrui, et pour y répondre, tant bien que mal, par un procédé vocal, graphique ou mimique. Mais cette partie du diagnostic est quelquefois entourée des plus grandes difficultés; elle est quelquefois tout à fait impossible, et c'est pour cela qu'une observation d'aphémie, pour être concluante, doit être accompagnée de détails nombreux et précis. Je me suis imposé ces exigences lorsque j'ai apporté mes premières observations, et j'ai bien le droit de me montrer aussi difficile pour les faits contradictoires que l'on pourra m'opposer.

Notre collègue, M. Laborde, me paraît donner trop d'extension au mot aphémie. Je crois donc devoir déterminer encore une fois le sens que j'attache à cette expression. J'entends par aphémie un état dans lequel le malade ne peut parler, bien qu'il ait plus d'intelligence qu'il n'en faut pour parler, et bien que d'une autre part les organes de la phonation et de l'articulation soient en état de fonctionner. On observe l'embarras, la diminution ou l'abolition de la parole chez des individus atteints d'idiotie, de démence, d'imbécillité, de démence sénile, de ramollissement cérébral, de paralysie générale, d'apoplexie, etc. Ces individus ne sont pas aphémiques pour cela. Le langage articulé est subordonné à trois conditions distinctes; il dépend de trois fonctions ou plutôt de trois groupes de fonctions inégales en dignité. Pour parler, il faut concevoir une idée; c'est la faculté d'ordre supérieur. Il faut en second lieu établir un rapport entre cette idée et les signes de convention qui constituent les formes verbales du langage; c'est une faculté fort élevée encore, puisqu'elle est particulière à l'homme, mais bien inférieure à la précédente, puisqu'on voit tous les jours des individus très peu intelligents qui parlent encore très aisément et très distinctement. Enfin l'exercice de la parole met en jeu un troisième groupe de fonctions qui ne sont pas de l'ordre intellectuel : lorsque l'idée est conçue, lorsque la forme verbale est trouvée, il faut que les muscles de la phonation et de l'articulation puissent obéir à la volonté. Le langage peut donc être altéré ou aboli par trois ordres de causes très différentes.

portant atteinte soit à la pensée elle-même, soit à la faculté spéciale de coordination des mots, soit enfin à la mécanique de l'articulation des sons. L'individu qui, faute d'idées, ne parle pas ou ne prononce que des mots sans suite, n'est pas plus aphémique que celui qui a seulement la langue paralysée. Mais celui qui, n'ayant perdu ni l'intelligence, ni les mouvements de la langue, des lèvres et du voile du palais, ne peut réussir à rendre ses idées par la parole, celui là est privé d'une faculté particulière, qui, dans la hiérarchie fonctionnelle, est subordonnée à la pensée, tandis qu'elle tient sous sa dépendance la fonction mécanique de l'articulation des sons; et c'est la perte ou l'altération de cette faculté particulière qui constitue l'aphémie.

En théorie, rien n'est plus net et plus simple que la distinction de l'aphémie, et dans la pratique, on trouve des cas où cette distinction est tout-à-fait évidente. Il y a des malades qui, n'ayant aucune paralysie, ayant conservé toute la plénitude de leur intelligence, peuvent exprimer par écrit, sans la moindre hésitation, les idées les plus compliquées, et qui ont cependant perdu la faculté de s'exprimer par le langage articulé; ceux-là sont aphémiques, sans que la nature de leur affection puisse donner lieu à la moindre incertitude. Ces exemples prouvent qu'on peut être rendu aphémique par des lésions cérébrales peu profondes et relativement peu importantes. Mais une lésion plus grave, plus étendue, peut occuper un grand nombre de circonvolutions, envahir le corps strié, la couche optique, et porter atteinte à la fois à l'intelligence, à la faculté du langage et à l'articulation. Ces cas sont nombreux et donnent lieu à de grandes difficultés de diagnostic. On arrive le plus souvent, sans trop de peine, à s'assurer que l'altération de la parole n'est pas due à la paralysie des muscles de la phonation et de l'articulation. Mais lorsqu'il s'agit de savoir si elle dépend ou non de l'altération de l'intelligence, la question se complique singulièrement. Le diagnostic de l'aphémie ne peut être établi que s'il est dûment constaté que le malade possède encore une quantité d'intelligence égale ou supérieure à celle qui est nécessaire pour parler. Mais l'intelligence ne se mesure pas, et s'il est déjà très difficile d'apprécier celle d'un homme qui parle,il l'est bien plus encore d'apprécier celle d'un homme qui n'a, pour exprimer ses idées, que des moyens tout à fait défectueux. On peut admettre qu'un individu privé de la parole est assez intelligent pour parler, lorsqu'il comprend les questions qu'on lui adresse, et qu'il trouve le moyen d'y répondre par des signes, des gestes, des attitudes, ou par l'emploi judicieux des quelques sons articulés qui constituent tout son vocabulaire. Lorsqu'on a acquis la preuve qu'il comprend le langage d'autrui, on peut en conclure qu'il est aphémique, c'est-à-dire que ce qui lui manque pour parler, c'est la faculté spéciale du langage articulé. Or, dans beaucoup de cas, on n'acquiert cette preuve qu'après de longs tâtonnements, et quelquefois,malgré toutes les investigations,on reste dans l'incertitude. Il n'en serait pas ainsi si le malade avait conservé toute son intelligence, tous ses sens, tous ses mouvements. Il trouverait toujours le moyen de manifester ses principales idées, soit par l'écriture, soit par la mimique. Mais nous considérons le cas où son intelligence est très affaiblie; où l'une des moitiés du corps, et c'est toujours la moitié droite,est paralysée. C'est la main, et la main droite spécialement, qui est, après la parole, le principal moyen de communication. Un hémiplégique ordinaire, privé de l'usage de la main droite, s'exerce de la main gauche, et finit par apprendre à s'en servir adroitement, même pour écrire. Mais il n'en est plus de même si la cause qui a produit sa paralysie a en même temps dégradé son intelligence : les aphémiques dont nous parlons sont dans ce dernier cas.

Il y a autre chose encore de plus embarrassant. Le langage articulé n'est qu'une espèce de langage; il y a plusieurs autres langages, les uns spontanés, les autres de convention. Les animaux, quoique privés de la parole, se transmettent leurs idées rudimentaires par des signes que nous ne comprenons pas, mais qui sont une espèce de langage. Tous les langages reposent sur un fonds commun, qui est la relation établie entre une idée et un signe verbal, vocal, graphique ou mimique. Qu'ils dépendent de plusieurs facultés distinctes, c'est ce que la pathologie démontre d'une manière irrécusable, puisque l'un d'eux, le langage articulé, peut périr isolément; mais que ces facultés soient très-voisines les unes des autres, soit dans l'ordre psychique, soit dans l'ordre anatomique, c'est ce qui paraît infiniment probable : et voilà pourquoi les lésions qui altèrent ou abolissent le langage articulé portent fréquemment atteinte aux autres langages. Ainsi beaucoup d'aphémiques, quoique n'étant ni aveugles ni paralysés, ne savent plus ni lire ni écrire. Quelques-uns peuvent encore lire mais ne peuvent plus assembler les signes de l'écriture. On peut, avec de la persévérance, leur apprendre à lire un certain nombre de mots, comme à les écrire, et même à les prononcer. Mais le procédé ordinaire de la décomposition des mots en syllabes et en lettres n'est plus à leur portée. Ils apprennent à reconnaître un mot à sa forme, à sa physionomie, comme ils reconnaissent une montre ou un visage, sans se rendre compte des éléments qui les composent. J'ai pu étudier ces curieux phénomènes sur un aphémique de Bicêtre, que j'ai gardé tout un an à l'infirmerie et dont nous avons tant bien que mal refait l'éducation. Or, les aphémiques qui ont perdu à la fois le langage articulé et le langage écrit, peuvent perdre aussi le langage du geste, celui de l'expression, et ces complications peuvent les mettre hors d'état de se faire comprendre. On pourra croire qu'ils ne comprennent pas les questions, qu'ils n'ont pas d'idées à exprimer, et l'aphémie pourra être méconnue.

On voit combien de causes concourent à rendre difficile le diagnostic de l'aphémie. Il faut donc multiplier les questions, interroger le malade de mille manières en lui demandant d'abord les choses les plus simples, celles auxquelles il peut répondre intelligiblement par les gestes de la langue universelle. Il faut insister tout particulièrement sur les notions qui le concernent directement, et qu'il ne pourrait oublier sans oublier toutes les autres ; et, dans les cas les plus graves, il faut tourner les questions de manière qu'il puisse y répondre par oui ou par non, ou par les gestes équivalents. Enfin, je recommande surtout les questions auxquelles on peut répondre par un nombre. La notion des nombres survit quelquefois chez des aphémiques dont l'intelligence est profondément dégradée. J'en ai connu plusieurs qui pouvaient compter l'heure sur leurs doigts, et qui ne se trompaient jamais sur les nombres plus petits que dix. J'en ai connu un autre, — mais celui-là était très-intelligent pour un aphémique,—qui savait compter par unités du premier et du second ordre, et qui, pour dire 84, levait d'abord 8 doigts, puis 4 doigts.

On s'est demandé si les aphémiques avaient perdu une faculté spéciale, ou s'ils n'avaient pas simplement perdu la mémoire des mots. — Cette opinion a été émise surtout par ceux qui, admettant l'unité de l'intelligence, répugnent à accepter l'existence de facultés isolables et indépendantes les unes des autres. Mais je ferai remarquer d'abord que les aphémiques n'ont pas perdu la mémoire des mots, puisqu'ils comprennent ce qu'on leur dit. Beaucoup d'entre eux font de vains efforts pour répéter un simple monosyllabe, qu'on leur demande avec insistance en le répétant soi-même un grand nombre de fois, — tandis qu'ils retrouvent très-bien chaque matin à leur réveil les quelques mots qui composent leur petit vocabulaire. Je ferai remarquer ensuite que, si la mémoire des mots pouvait périr isolément, ce serait une faculté parfaitement distincte de toutes les autres ; l'aphémie dès lors ne serait plus la perte de la mémoire en général, mais d'une mémoire particulière, indépendante des autres espèces de mémoires et des autres espèces de facultés ; et ce point de vue se confondrait en une même doctrine avec celui que j'ai adopté.

Pour ma part, je ne considère pas la mémoire comme une faculté simple, ni même comme une faculté complexe, mais comme un état, ou si l'on veut comme une qualité propre à chacune de nos facultés, et inégalement développée dans chacune d'elles. Chaque faculté a sa mémoire, qui est plus ou moins parfaite, et qui n'est nullement solidaire des autres mémoires. Je ne sais s'il y a des cerveaux assez bien équilibrés pour se souvenir également bien de toutes choses. J'en doute fort, et je dois déclarer que je n'en connais pas. Tel qui, après avoir entendu une seule fois la partition d'un opéra, peut la chanter d'un bout à l'autre, sans se tromper d'une note, sera incapable d'apprendre par cœur dix lignes de prose. Tel autre, qui n'a jamais pu retenir une date, ni une formule, pourra réciter mot par mot un demi volume après l'avoir lu une seule fois. Un peintre, doué de ce que, dans le langage ordinaire, on appelle la mémoire de l'œil, pourra faire de souvenir le portrait d'un personnage qui aura simplement causé avec lui pendant quelques heures, et qui, le rencontrant le lendemain, ne reconnaîtra même pas son interlocuteur de la veille. Lorsqu'on dit d'un homme qu'il a une bonne mémoire, on entend par là qu'il se souvient longtemps d'un grand nombre de faits. Mais la mémoire des faits peut être très développée chez des individus qui n'ont aucune aptitude à apprendre par cœur, et qui n'ont jamais pu réussir à réciter cinquante vers de suite. Par la rime et par la cadence, la poésie participe de la musique ; aussi voit-on des personnes qui, étant doués de la mémoire musicale, apprennent très aisément les vers, et qui ne peuvent retenir la prose. Il y a une mémoire très distincte des autres, c'est celle des localités ; on pourrait être tenté de la prendre pour un instinct spécial. Ceux qui la possèdent peuvent reconnaître au bout de 30 ans un sentier qu'ils n'ont parcouru qu'une fois, une pierre sur laquelle ils se sont assis, des objets insignifiants auxquels ils n'ont accordé en passant aucune attention. Je connais un médecin qui a beaucoup cultivé la botanique, et qui oublie promptement les noms spécifiques, mais qui, voyant une plante dont le nom lui échappe, peut indiquer immédiatement tous les endroits où il l'a rencontrée ; et c'est en se souvenant du lieu où il l'a vue pour la première fois qu'il arrive, après un moment de réflexion, à retrouver le nom de l'espèce. Notez qu'il connaît fort bien les caractères distinctifs des espèces. Ce sont les noms seuls qu'il oublie, tandis que d'autres botanistes, doués de la mémoire des noms, se souviennent immédiatement du nom d'une espèce quelconque, mais seraient souvent fort embarrassés de dire en quoi elle diffère des autres. Cette mémoire des noms est une des plus singulières, une des plus inégalement réparties ; elle est compatible avec l'intelligence la plus obtuse, elle existe même à un degré remarquable chez quelques idiots, et elle fait lacune dans des esprits éminents. Il y a, par conséquent, beaucoup d'espèces de mémoires indépendantes les unes des autres, et les procédés mnémoniques ont précisément pour but de suppléer aux mémoires dont on est plus ou moins dépourvu, à l'aide des mémoires dont on est plus heureusement doué.

Les phénomènes si variables que l'on observe chez les aphémiques pourraient donc à la rigueur être attribués à une altération de la mémoire des mots, accompagnée, en certains cas,
d'une altération de la mémoire des signes de l'écriture ou d'une
altération de la mémoire des faits. Pour expliquer comment un
aphémique comprend le langage parlé, sans pouvoir cependant
dant répéter les mots qu'il vient d'entendre, on pourrait dire
qu'il a perdu, non la mémoire des mots, mais la mémoire des
moyens de coordination que l'on emploie pour articuler les
mots. Mais cette analyse serait un peu subtile. Il est bien plus
simple de se borner à constater que la faculté du langage
articulé est altérée, sans chercher si l'altération porte sur
cette faculté tout entière, ou seulement sur l'espèce particulière de mémoire qui en fait partie intégrante.

www.ingramcontent.com/pod-product-compliance
Lightning Source LLC
LaVergne TN
LVHW021608170726
843501LV00010B/3926